ESSAI

SUR

L'USAGE DES FRICTIONS SECHES;

THÈSE

*Présentée et soutenue à la Faculté de Médecine de Paris,
le 31 août 1815, pour obtenir le grade de Docteur en
médecine,*

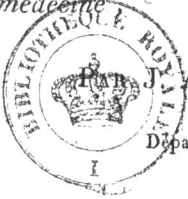

Par J. A. ARDOUIN, de Saintes,

Département de la Charente-Inférieure.

---

*Vehemens frictio spissat, lenis mollit
multa adimit corpus, auget modica.*
PLINII SECUNDI Nat. hist., lib. 28.

A PARIS,

DE L'IMPRIMERIE DE DIDOT JEUNE,

Imprimeur de la Faculté de Médecine, rue des Maçons-Sorbonne, n.° 13.

1815.

FACULTÉ DE MÉDECINE DE PARIS.

Professeurs.

- M. LEROUX, Doyen.
- M. BOURDIER.
- M. BOYER, *Examinateur.*
- M. CHAUSSIER, *Examinateur.*
- M. CORVISART.
- M. DEYEUX, *Examinateur.*
- M. DUBOIS, *Examinateur.*
- M. HALLÉ, *Examinateur.*
- M. LALLEMENT.
- M. LEROY.
- M. PELLETAN.
- M. PERCY.
- M. PINEL, *Président.*
- M. RICHARD.
- M. SUE.
- M. THILLAYE.
- M. PÉTIT-RADEL.
- M. DES GENETTES.
- M. DUMERIL.
- M. DE JUSSIEU.
- M. RICHERAND.
- M. VAUQUELIN.
- M. DESORMEAUX.
- M. DUPUYTREN.

A

MA MÈRE,

MA MEILLEURE AMIE.

Comme un faible témoignage d'amour, de reconnaissance et de respect.

J. A. ARDOUIN.

MA MÈRE,

J. LARDOUX.

INTRODUCTION.

J$_E$ parlerai dans cette courte dissertation de l'usage des frictions sèches seulement, c'est-à-dire de celles que l'on pratique sans y employer de médicamens; presque tous ceux-ci étant susceptibles d'être introduits dans l'économie par la voie de l'absorption cutanée, des considérations sur les frictions médicamenteuses m'entraîneraient dans le vaste domaine de la matière médicale. Je me bornerai donc ici à indiquer les substances qu'on emploie le plus ordinairement; telles sont : le mercure, le quinquina, l'opium, le camphre, les linimens, les teintures, l'ammoniaque, les vapeurs aromatiques, etc.

Il est une autre espèce de frictions que les anciens se pratiquaient sur tout le corps avec des huiles ou des pommades, avant et après leurs exercices de gymnastique, dans l'intention de rendre leurs membres plus souples, de prévenir des sueurs excessives et de dissiper la fatigue.

Ils divisaient les frictions en gymnastiques et en médicales ; ils subdivisaient encore les gymnastiques en préparatives, *paracévastiques*, et en restaurantes, *apothérapeutiques*.

Les frictions gymnastiques s'exécutaient d'abord avec des linges chauds, ensuite avec les mains huilées. Les frictions médicales devaient, selon eux, remplir quatre indications, savoir : relâcher les solides ou les resserrer, augmenter la nutrition ou la diminuer. L'effet qu'ils se proposaient d'obtenir dépendait de la manière dont la friction était pratiquée, c'est-à-dire, de la force et de la durée du frottement. Relativement à la force du frottement, il distinguaient les frictions en dures, molles et médiocres ; eu égard à la durée, ils subdivisaient chacun de ces trois genres de frictions, et ils distinguaient la friction courte, la moyenne et la prolongée ; de là neuf sortes de frictions admises par les anciens. On sent de quelle difficulté serait dans la pratique l'application de ces neuf espèces de frictions, qu'il faudrait encore modifier selon l'âge, le sexe, le tempérament, la force du malade.

La friction dure resserre les solides, la friction molle les relâche, la friction prolongée exténue, la friction courte nourrit : tels étaient à peu près les principes d'où partaient les anciens pour administrer les frictions.

Les onctions, qui étaient pour eux d'une grande utilité, à cause des nombreux exercices auxquels ils se livraient habituellement, sont devenues inutiles pour nous, qui n'avons pour ainsi dire point de gymnastique, et ont été abandonnées. Il est cependant quelques peuplades, telles que les Groënlandais, les Hottentots et autres qui en font encore usage, dans la vue de se garantir des effets de la chaleur et du froid excessifs.

Les Orientaux se servent de parfums au sortir du bain, mais plutôt pour satisfaire leur sensualité que dans un but hygiénique. Les flagellations, le massage dont usent quelques peuples ayant des effets analogues à ceux des frictions, j'en parlerai dans le cours de ma dissertation.

ESSAI

SUR

L'USAGE DES FRICTIONS SÈCHES.

On entend par *friction* un frottement pratiqué sur toutes ou sur quelques parties du corps seulement. Les substances que l'on emploie ordinairement pour les pratiquer sont : la main nùe, ou garnie d'un gant de flanelle, un morceau de cette étoffe, une brosse douce, des linges chauds, etc.

L'origine des frictions remonte à une époque très-reculée. *Prodicus*, de Salymbria, disciple d'Esculape, et *Hérodicus*, maître d'*Hippocrate*, furent, à ce que l'on croit, les premiers qui en firent usage, mais plutôt comme moyen hygiénique que comme moyen thérapeutique ; elles furent aussi très-employées par les Grecs, les Romains et les peuples d'Orient. On connaît la réponse de ce vieux soldat à qui César demandait par quel moyen il était parvenu à un âge aussi avancé, exempt des incommodités de la vieillesse et jouissant d'une santé parfaite : *Oleum extùs, mulsum intùs*, lui répondit le vétéran, qui attribuait la conservation de sa vie et de sa santé à l'habitude dans laquelle il était de se frotter le corps d'huile et de s'entretenir le ventre libre. *Hippocrate, Galien* et les médecins qui sont venus après lui ont recommandé l'usage des frictions sèches ; mais ce n'est que long-temps après que l'on a imaginé d'introduire dans l'économie, par la voie de l'absorption cutanée, des médicamens qui jusqu'alors l'avaient été par le canal digestif ; et tout récemment M. *Chrestien* a fait, sur l'effet des frictions médicamenteuses, de nombreuses expériences dont il a obtenu des résultats très-satisfaisans.

Hippocrate avait reconnu que les frictions produisent différens effets sur la peau, selon la manière dont on les pratique. Les frictions fortes augmentent la tension ; celles qui sont douces relâchent, fréquemment répétées, elles dissipent.

Les frictions irritent la peau, augmentent la sensibilité, l'exhalation, la chaleur, la circulation capillaire de la partie sur laquelle on les pratique ; en un mot, elles exaltent les propriétés vitales de la peau, peuvent par conséquent rappeler les mouvemens vitaux du centre à la circonférence, détourner leurs cours d'un endroit vers un autre, ranimer la sensibilité dans une partie où elle était affaiblie ou éteinte, détruire le spasme de la peau occasionné par l'impression du froid, ou toute autre cause, dissiper les engorgemens, en activant la circulation capillaire. En même temps qu'elles augmentent l'énergie de la peau, elles diminuent sa faculté absorbante, et peuvent, sous ce rapport, nous mettre à l'abri de l'influence délétère des émanations putrides et contagieuses auxquelles nous sommes souvent exposés.

La force et la durée des frictions doit dépendre de l'état de la personne qui les reçoit, de la cause pour laquelle on les administre, et de la nature des substances que l'on emploie à les faire. Le lieu sur lequel on les pratique n'est pas indifférent ; elles doivent être locales ou générales, selon qu'on veut résoudre un engorgement, appeler les mouvemens vitaux sur un point déterminé, ou bien qu'on désire rétablir une fonction de la peau qui a été dérangée, etc. Au reste, il serait trop long ici de spécifier quand la friction doit être locale ou générale. Je l'indiquerai, lorsque je parlerai des divers cas dans lesquels il convient de les employer. Avant de nous occuper de quelle utilité peuvent être les frictions pour la conservation de la santé et dans le traitement des maladies, jetons

un coup-d'œil rapide sur les fonctions de la peau et les dérangemens auxquels elles sont sujettes ; nous verrons ensuite de quelle
manière on peut prévenir ces dérangemens , quelles maladies peuvent en être la suite , et de quel avantage peut être l'usage des
frictions dans leur traitement.

CHAPITRE PREMIER.

Des fonctions de la Peau.

La peau est une membrane qui enveloppe toutes les parties du
corps , sur lequel elle se contourne , s'applique et en laisse aper-
cevoir toutes les formes. Elle se compose de deux parties ; savoir :
1.° du derme, qui en est la partie principale , et la seule qui serve à
l'exécution de ses fonctions ; 2.° de l'épiderme , qui en est la couche
superficielle, et qui semble seulement destiné à affaiblir et modifier
l'impression des corps extérieurs sur le derme.

Le derme est criblé d'une infinité de trous, par lesquels passent
les poils , les vaisseaux exhalans , les absorbans , les sanguins , et
les nerfs qui viennent se rendre à sa surface, où ils se ramifient et
sont réunis par un tissu lamineux très fin , en petits mamelons,
auxquels on a donné le nom de *papilles*. Ce sont ces papilles qui
jouissent d'une si grande activité vitale. La partie du derme qui
est fibreuse forme un réseau qui donne passage et sert de soutien
aux vaisseaux et aux nerfs dont nous venons de parler : c'est ce
qu'on appelle le *chorion*. Celui-ci est étranger aux grands phéno-
mènes qui se passent dans la peau , et dont les papilles sont exclu-
sivement le siége. C'est à la surface externe du derme qu'ont lieu
la petite vérole , la vaccine , la rougeole , les éruptions miliaires ,
la gale , etc.

La peau est encore parsemée d'une foule de petits follicules qui
sécrètent une humeur huileuse destinée à entretenir sa souplesse.
On voit, d'après ce court aperçu , que la peau est un organe de

2

sensibilité, d'exhalation, d'absorption, le siége d'une circulation capillaire et d'une sécrétion particulière.

§. I.

De la Peau , considérée comme organe sensible.

La peau, sans cesse en contact avec les corps extérieurs, en reçoit des impressions qui déterminent des changemens dans ses fonctions et dans celles des organes intérieurs avec lesquels elle sympathise.

Lorsque la peau éprouve une sensation, elle la transmet aux organes intérieurs, et leur sert de moyen pour en apprécier l'influence. Elle en combat l'effet par son action propre, et provoque une réaction générale vers le lieu qui a été le siége de l'impression. Lorsque, par exemple, nous éprouvons une sensation de froid ou de chaleur, nous montons notre organisation au degré de ton convenable pour résister à la cause qui agit sur nous; et lorsque l'influence extérieure surpasse la résistance vitale, la sensation devient douloureuse, et la douleur nous engage à nous y soustraire. La sensibilité dont jouit la peau en fait donc une garde vigilante, qui, placée aux limites de notre corps, veille sans cesse à notre conservation, en nous faisant connaître la nature avantageuse ou nuisible des impressions auxquelles nous sommes soumis.

La sensibilité a une influence marquée sur les fonctions de la peau. Lorsque les papilles nerveuses sont irritées, cette irritation se communique aux vaisseaux, augmente leur action sur les fluides qu'ils contiennent et dont ils activent la circulation. La sensibilité cutanée est susceptible d'augmentation, de diminution ou d'abolition. Dans ces deux derniers cas, les frictions, en irritant les papilles nerveuses, doivent contribuer à ramener la sensibilité à son degré ordinaire. On voit donc de quelle utilité elles peuvent être dans les maladies où la sensibilité est affaiblie ou détruite, comme dans les paralysies.

§. II.

De la Peau, considérée comme organe exhalant.

La peau est le siége d'une exhalation dont la nature est essentiellement excrémentitielle ; c'est ce qu'on appelle la *perspiration* ou *exhalation cutanée*. Cette exhalation est un des émonctoires par lesquels la nature se débarrasse des matériaux qui ne sont plus utiles à la vie. La rétention de ces matériaux dans l'économie serait suivie, au bout d'un certain temps, des accidens les plus fâcheux, comme on en a des exemples lorsque la sécrétion de l'urine est supprimée. La même chose a lieu à la suite de la suppression de la perspiration. Or on sait combien sont nombreuses les diverses influences auxquelles la peau est sans cesse exposée, influences qui doivent nécessairement produire des variations dans sa faculté exhalante. Il arrive souvent, à la vérité, que, lorsque la quantité de la transpiration cutanée est diminuée, ou même que cette excrétion est nulle, la nature, toujours prévoyante à la conservation des êtres, dirige par une autre voie, hors de l'économie, les matériaux excrémentitiels qui auraient du être expulsés par la peau ; alors il arrive que la transpiration pulmonaire ou la sécrétion des urines sont augmentées ; mais souvent aussi ces matériaux retenus dans l'économie sont portés, ou sur les membranes muqueuses, ou sur les séreuses, ou sur le système nerveux musculaire, les articulations, les organes parenchymateux, etc., et donnent lieu à des accidens souvent funestes. Il est à remarquer que, dans les maladies résultantes d'une suppression de transpiration, la sécheresse, l'aridité de la peau, sont des symptômes constans qui décèlent bien la nature de la cause de la maladie. Quelle attention ne doit donc pas, dans ce cas, avoir le médecin pour rétablir l'exhalation cutanée, sans le retour de laquelle il ne peut espérer voir la maladie se terminer d'une manière satisfaisante ! On voit de quelle utilité peut être dans la pratique la considération de l'état de la peau pour reconnaître la cause d'une maladie, quoique cet état, loin d'en être constamment la cause, dépende assez souvent de l'action morbide. Mais lorsqu'on reconnaîtra que la maladie est due à la suppression de la transpiration cutanée, quel avantage ne pourra-t-on pas retirer de l'usage des frictions pour rappeler cette fonction à son état naturel !

Lorsque l'exhalation cutanée est plus considérable qu'elle n'a coutume de l'être, la matière de la transpiration, étant trop abondante pour être vaporisée à mesure qu'elle est exhalée, se ramasse en gouttelettes ; c'est ce qu'on nomme la *sueur*. Celle-ci, quoique excrémentitielle ainsi que la transpiration cutanée, n'entre point comme elle dans le mouvement général de décomposition, car elle n'est qu'accidentelle, et n'a lieu que lorsque le ton de la peau est monté à un degré convenable ; aussi les maladies qui résultent d'une cause qui a supprimé la sueur, comme le passage subit du chaud au froid, ne dépendent pas de la rétention de la sueur dans l'économie, ou de son transport sur l'organe qui devient affecté, mais bien de l'impression subite du froid sur la peau ou sur un organe avec lequel elle sympathise, ce qui arrête tout à coup le mouvement qui se faisait vers l'organe cutané, le détourne de cet organe, et l'attire vers un autre qui devient alors un centre de fluxion sur lequel est transportée l'exaltation vitale ; aussi sont-ce toujours des phlegmasies qui succèdent à la suppression subite d'une sueur active. Il importe donc, pour prévenir les accidens qui peuvent résulter du changement subit de direction des mouvemens vitaux, de rappeler ces derniers vers l'organe qui en était primitivement le but, et de détourner leur affluence brusque d'un organe qui n'y était pas préparé. Les frictions sèches, aidées de boissons chaudes, sont un excellent moyen d'obtenir cet effet, et de faire cesser le spasme. On ne doit donc pas, en pareille circonstance, en négliger l'emploi.

§. III.

De la Peau, considérée comme organe absorbant.

La peau est douée de la faculté d'absorber les substances qui sont mises en contact avec elle, ce qui est démontré par une foule d'expériences. Comment la rage, la siphilis, etc., qui sont des maladies générales, résulteraient-elles de l'application du virus sur une seule partie du corps, si ce virus n'était pas absorbé et porté ensuite dans toute l'économie ? Ne sait-on pas qu'il suffit que nos habits soient empreints d'essence de térébenthine, ou même que nous demeurions quelques instans dans un appartement où il y en ait de répandue, pour que les urines en contractent l'odeur ? Comment cela aurait-il lieu sans l'absorption cutanée ?

La faculté absorbante dont jouit la peau fournit donc le moyen de faire entrer dans l'économie, par la voie de l'absorption cutanée, des substances que, pour quelques raisons, on ne voudrait pas y introduire par le canal alimentaire : mais ceci me conduirait à parler des frictions médicamenteuses, et m'écarterait du sujet que je me suis proposé. Je dirai donc seulement que, lorsqu'on veut introduire un médicament dans l'économie par la voie de l'absorption cutanée, si on se contentait de mettre ce médicament en contact avec la peau, l'absorption serait peu considérable ; on fait alors usage des frictions, qui facilitent considérablement l'absorption, en renouvelant sans cesse les points de contact. J'ajouterai que le lieu que l'on choisit pour pratiquer les frictions n'est point indifférent ; toutes les parties de la peau ne jouissent pas au même degré de la faculté d'absorber, cette faculté étant en raison de la quantité des vaisseaux absorbans qui se distribuent à cette partie. Aussi l'intérieur des cuisses, des jambes, des bras, où il y a un grand nombre de ces vaisseaux, sont-elles les parties que l'on choisit pour pratiquer les frictions médicamenteuses.

L'absorption est plus considérable chez les femmes et les enfan
que chez les hommes , chez les convalescens que chez ceux qui s
portent bien, chez les individus faibles que chez ceux qui sont r
bustes, pendant le sommeil que pendant la veille , dans l'état de va
cuité de l'estomac que lorsqu'on vient de manger ; en général , ell
est plus considérable dans tous les cas de débilité que dans ceux o
l'individu est plein de force et de vigueur. Les causes qui contri
bueront à rendre la force à un individu faible diminueront don
chez lui la faculté absorbante ; or les frictions sont dans ce cas
Lorsqu'un individu se trouvera dans les circonstances dont nous
venons de parler plus haut, il sera convenable que cet individu
fasse usage des frictions, surtout s'il est exposé à l'influence d'éma-
nations délétères. Nous voyons donc les frictions favoriser l'absorp-
tion , lorsqu'on les pratique avec les substances qu'on veut faire ab-
sorber, et, au contraire, diminuer la faculté absorbante de la peau,
lorsque la substance que l'on soumet à l'absorption n'est pas elle-
même l'agent de la friction. C'est en excitant la transpiration par
un exercice modéré , et ayant soin de se faire frictionner tout le corps
pour augmenter l'énergie de la peau , que M. le professeur *Des Ge-
nettes* s'est préservé de la peste, qui a exercé des ravages si consi-
dérables dans l'armée d'Egypte.

§. I V.

De l'organe cutané, considéré comme siège d'une sécrétion particulière.

La peau est encore le siége d'une sécrétion particulière , de na-
ture huileuse, sébacée, qui, sécrétée par les follicules répandus
dans l'épaisseur de cet organe, et déposée à sa surface, lui donne
de la souplesse , un moelleux agréable, et qui, lorsqu'elle est sup-
primée, lui fait perdre ces qualités, et nuit à la perfection du tact
et à l'élégance des formes. Ce fluide est excrémentitiel, et de
même que la transpiration cutanée, il peut, lorsqu'il est retenu

dans l'économie, donner lieu à des accidens graves. On a vu des affections de poitrine, d'estomac, succéder à de fréquentes lotions froides des pieds, faites dans la vue de supprimer cette sécrétion qu'on trouvait trop abondante, ou d'une odeur désagréable dans ces parties. Combien de maux d'yeux, de migraines, sont la suite de semblables lotions appliquées sur la tête dans la même intention ! On peut, en irritant la peau par le moyen des frictions, rappeler cette sécrétion lorsqu'elle a été supprimée, et remédier ainsi aux accidens qui ont pu être la suite de cette suppression.

§. V.

De la Peau, considérée comme siége d'une circulation capillaire.

La circulation capillaire qui se fait dans l'organe cutané est étroitement liée à l'exhalation active de cet organe. Les mêmes causes qui augmentent celle-ci augmentent aussi la première. L'exhalation cutanée peut même être considérée comme la fin de la circulation capillaire ; en effet, il est des maladies dans lesquelles il se fait, à la surface de la peau, une véritable exhalation sanguine ; telle était la maladie dont mourut Charles IX. On a vu même des injections passer jusqu'à la surface de la peau.

Toutes les causes capables de refouler de la circonférence vers le centre les mouvemens vitaux, telles que l'impression subite du froid sur l'organe cutané pendant qu'on a chaud, la frayeur, la tristesse, etc., affaiblissent la circulation capillaire ; la chaleur, l'exercice, la colère, les toniques et tous les rubéfians, augmentent au contraire son activité. Ainsi, lorsque le sang ne circule pas dans une partie, que par conséquent la vie y languit, on peut, au moyen de frictions pratiquées sur cette partie, y rappeler le cours du sang, et ramener la circulation capillaire à son état naturel.

Après ce court aperçu des fonctions de la peau, sur lesquelles les frictions ont une grande influence, voyons de quel avantage elles peuvent être pour la conservation de la santé.

CHAPITRE II.

Des Frictions considérées comme moyen hygiénique.

La santé étant l'exercice naturel, libre, facile et constant de toutes les fonctions de l'économie, toutes les causes qui troubleront ces fonctions occasionneront des maladies, si on ne se hâte de les rétablir.

La peau, sans cesse en contact avec les corps extérieurs, en éprouve constamment des influences qui tendent à faire changer l'état de ses fonctions. Or nous avons vu que de ce changement d'état résultaient diverses maladies ; il faut donc s'attacher à maintenir ces fonctions dans leur état ordinaire ; or les frictions sont très-propres à obtenir cet effet ; elles entretiennent l'activité de la peau à un degré convenable pour la faire résister avec avantage à l'action des corps extérieurs.

Une source féconde de maladies, est l'absorbtion de miasmes et d'émanations délétères. Il convient, lorsqu'on est exposé à l'influence de semblables miasmes, de faire usage de frictions, pour augmenter le ton de la peau et diminuer sa faculté absorbante. J'ai déjà dit que les frictions convenaient principalement aux individus faibles et aux convalescens, surtout à la suite des maladies exanthématiques qui ont porté leur effet sur la peau et ont affaibli ses propriétés vitales. Les frictions, en lui rendant le ton qu'elle a perdu pendant la maladie, s'opposent aux accidens, tels que la péripneumonie, une bouffissure générale, l'hydropisie, etc., qui surviennent fréquemment à la suite des maladies dont nous venons de parler. Les femmes qui viennent d'accoucher devraient aussi faire usage de frictions, parce qu'alors, non-seulement elles sont plus impressionnables, mais encore parce que la perspiration, qui avait été diminuée chez elles pendant la grossesse, tend à revenir à son état primitif. Les frictions favorisent fortement cette tendance, et on ne doit point, en pareil cas, négliger leur emploi.

La matière de l'exhalation cutanée et de la sécrétion opérée par la peau n'est pas toute susceptible d'être vaporisée ; il en est une partie qui reste à la surface de la peau, peut s'y accumuler, en obstruer les pores et nuire ainsi à sa faculté exhalante. Les bains n'enlèvent pas la totalité de cette matière ; il convient de les faire suivre de quelques légères frictions pour enlever ce qui reste des matières demeurées attachées à la surface de cet organe. Elles sont encore utiles à la suite d'un violent exercice, ou lorsqu'il survient des sueurs, soit spontanées, soit par l'effet de remèdes sudorifiques, tant pour absorber l'humidité dont le corps est mouillé, que pour rendre à la peau le ton qu'elle a perdu par la fatigue qui a précédé. *Galien* les recommandait avec le bain froid, pour prévenir le spasme qui aurait pu résulter de l'impression subite du froid sur la peau. Elles sont avantageuses, lorsqu'au sortir du bain, on doit s'exposer à un air froid. Les Russes ont la coutume, pendant qu'ils sont dans leurs étuves, de se faire battre le corps avec des rameaux mouillés, que l'on conserve à cet usage : cette flagellation n'est autre chose qu'une friction très-forte, au moyen de laquelle ils montent le ton de leur peau à un tel degré d'activité, qu'au sortir de l'étuve, non-seulement ils supportent sans peine l'impression d'un froid très-rigoureux ; mais encore ils se plongent impunément dans un bain à la glace, où se roulent dans la neige.

Je rapporterai ici un fait qui tend à prouver que, lorsqu'on a contracté l'habitude des frictions, il serait quelquefois dangereux d'en discontinuer l'usage ; cela pourrait donner lieu aux mêmes accidens que la suppression d'une saignée ou d'une hémorrhagie habituelle. A l'époque de la Passion, le peuple de Barcelonne était dans l'usage de se découvrir la partie supérieure du tronc et d'assister ainsi à la procession, pendant laquelle il se flagellait d'une manière violente. L'arrivée des armées françaises dans cette ville fit cesser cette coutume aussi barbare que stupide. Les années suivantes, à l'époque de la flagellation, il se manifesta chez ceux qui avaient coutume de s'infliger ce genre de pénitence un grand

3

nombre de phlegmasies des membranes muqueuses et séreuses, que les gens ignorans et superstitieux ne manquèrent pas d'attribuer à un châtiment céleste, bien mérité sans doute, par la négligence d'une pratique qui devait être si agréable à Dieu, mais que les médecins attribuèrent, avec plus de raison, à la suppression d'une irritation périodique de la peau; ils employèrent les rubéfians et la saignée, dont ils obtinrent de très-bons effets.

Quand on passe subitement du chaud au froid, surtout lorsqu'on est en sueur, il en résulte un resserrement spasmodique des pores; la sueur est supprimée, et les mouvemens vitaux qui étaient dirigés vers la peau sont refoulés vers le centre, et peuvent se porter sur un organe intérieur; d'où il résulte les accidens les plus graves, tels que les rhumes, les fluxions, les diverses phlegmasies des membranes muqueuses, séreuses, etc. Les frictions, si on les emploie à temps, sont un sûr moyen de prévenir ces accidens, en rétablissant la transpiration et rendant aux mouvemens vitaux leur première direction. Le premier effet des frictions est, dans ce cas, de faire cesser le resserrement spasmodique de la peau, et de lui faire succéder un état de bien-être et une douce chaleur.

Le massage est très-usité chez les Egyptiens et les Turcs. Il consiste à presser avec les mains, et pour ainsi dire à pétrir toutes les parties de la surface du corps. On se fait pratiquer ce genre de friction, pendant qu'on est dans le bain, par des femmes ou des enfans qui ont les mains délicates. Il a la propriété de rendre la peau souple, moelleuse, et d'enlever de la surface du corps toutes les matières qui ne l'auraient pas été par l'effet du bain. Le massage convient surtout aux personnes qui ont la peau habituellement sèche et dans un état continuel d'éréthisme.

Quelques personnes sont dans l'usage de se faire frotter légèrement, matin et soir, avec une brosse molle, pour faciliter la transpiration cutanée, et se trouvent très-bien de cette coutume, qui convient principalement à ceux qui, par leur état ou leur genre de vie, font peu d'exercice : parce que chez ces personnes la peau jouit ordinairement de peu d'activité ; elles doivent donc suppléer par les frictions au défaut d'exercice, pour maintenir la peau au degré d'excitation nécessaire à l'exécution de ses fonctions. *Hippocrate* avait remarqué que des frictions modérées, pratiquées sur toute l'habitude du corps et aidées d'autres moyens, contribuaient à rendre l'embonpoint aux personnes maigres. *Celse* les recommandait aussi pour le même objet.

Les exercices du corps appellent les forces du centre à la circonférence, facilitent les fonctions de la peau ; mais ils sont puissamment aidés dans cet effet par l'action des vêtemens, qui, dans les différens mouvemens auxquels nous nous livrons, exercent sur notre corps une friction continuelle d'autant plus forte, que ces mouvemens sont plus brusques et la substance de nos vêtemens plus rude. Chacun connaît l'avantage qu'on retire de l'habitude de porter un gilet de flanelle sur la peau, surtout lorsqu'on est obligé de s'exposer aux vicissitudes de l'atmosphère ; outre que ce vêtement nous isole pour ainsi dire, et ne permet pas à l'humidité de l'air de parvenir jusqu'à notre corps, il entretient la peau, par le frottement continuel qu'il exerce sur cet organe, dans une excitation soutenue, qui facilite singulièrement l'exercice de ses fonctions. L'usage de cette sorte de vêtement est un très-bon moyen de se préserver des rhumatismes et des divers accidens qui résultent de la suppression de la transpiration et du dérangement des autres fonctions de la peau. Lors même que ces accidens ont eu lieu, elles les font souvent disparaître. Combien d'exemples n'a-t-on pas de douleurs rhumatismales dissipées par l'usage des gilets ou des caleçons de flanelle portés immédiatement sur la peau ! Comme la laine absorbe difficilement l'humidité qui s'exhale sans cesse de la surface du corps ! Ceux qui portent des vêtemens de cette étoffe sur la peau doivent avoir soin d'en changer souvent, et de faire un fréquent usage des bains. L'utilité des bains pour les personnes qui portent habituellement de la laine sur la peau a été reconnue par les plus anciens législateurs, qui en ont fait des préceptes aux peuples soumis à leur législation ; et comme ils en connaissaient bien toute l'importance , ils les ont toujours donnés comme un ordre de la Divinité , et ont fait de l'usage des bains des pratiques de religion.

Voici un fait assez singulier , résultant de l'usage des vêtemens de laine sur la peau , et dont MM. *de La Peina* et *Ribes* , professeurs de l'université de Madrid , garantissent l'authenticité et assurent avoir été plusieurs fois témoins. Certains religieux d'Espagne portent habituellement des habits de laine sur la peau ; l'hiver , ils ont des bas de la même matière : de sorte qu'ils sont presque isolés , et ne communiquent avec l'atmosphère que par la tête. Cette coutume a quelquefois servi à leur attirer une grande considération. Le frottement continuel de leur corps avec leurs habits produisait un dégagement de fluide électrique auquel la tête seulement servait de conducteur pour se rendre au réservoir général : de sorte que , quand , par un temps froid et sec , ces moines sortaient , avant qu'il fût jour , de leurs cellules pour se rendre à l'église, leur tête paraissait quelquefois entourée d'un cercle lumineux ; ce qui faisait croire aux gens ignorans et grossiers qu'il y avait dans ces moines quelque chose de surnaturel , ce dont les béats pères se gardaient probablement de les désabuser. La coutume de représenter les habitans des demeures célestes la tête entourée d'un cercle de lumière doit peut-être son origine à l'observation d'un fait semblable , dont on n'aura pu se rendre raison dans un siècle où la physique n'avait encore fait que peu de progrès.

Les frictions sont aussi utiles aux animaux qu'aux hommes , surtout à ceux dont la peau est le siége d'une sécrétion très-abondante, comme le cheval , par exemple. L'effet salutaire des frictions sur cet animal est bien évident : celui qu'on néglige de panser et de frotter devient bientôt triste , pesant , paresseux , maladif , incapable de travail ; il maigrit , son poil perd son poli , se colle en plaques , et il s'amasse sur tout son corps une crasse épaisse qui intercepte la transpiration et nuit à l'exercice des fonctions de la peau. Qu'ensuite on prenne soin de ce cheval, qu'on enlève cette crasse, qu'on le lave et l'étrille tous les jours, son poil devient fin et luisant, l'animal recouvre son embonpoint et sa vivacité ordinaires.

Parmi les animaux dont l'homme ne prend pas soin, il en est qui se frictionnent eux-mêmes, soit contre les arbres ou les murailles, soit dans la terre ou dans la poussière, etc., et paraissent trouver un certain plaisir à ce genre d'exercice. Les ânes surtout s'y livrent fréquemment; lorsqu'ils sont plusieurs ensemble, ils se rendent même le service de se frotter réciproquement; de là le proverbe si connu, *asinus asinum fricat*, dont on trouve une application encore plus fréquente dans le monde littéraire que dans les étables.

Passons maintenant aux diverses maladies dans le traitement desquelles l'emploi des frictions peut être avantageux.

CHAPITRE III.

Des Frictions considérées comme moyen thérapeutique.

Nous avons vu que les frictions étaient utiles pour rappeler la circulation, la chaleur, la sensibilité dans les parties qui en étaient privées, en favoriser la nutrition, entretenir la peau dans un degré d'excitation convenable à l'exercice de ses fonctions, rétablir celles-ci lorsqu'elles avaient été dérangées, et remédier ainsi aux accidens résultans du dérangement de ces fonctions. On voit, d'après ce court exposé, quel avantage on peut retirer des frictions dans le traitement de plusieurs maladies. Je vais maintenant citer différens cas particuliers dans lesquels l'emploi des frictions a été suivi de résultats très-avantageux.

On trouve chez les anciens un grand nombre d'exemples des bons effets qu'ils ont obtenus de l'usage des frictions dans le traitement des maladies chroniques, telles que l'œdématie, l'atrophie, la faiblesse des membres, les ulcères rebelles, les rhumatismes, etc.

Philippe de Croy, duc de Havret, reçut un coup de feu qui lui fractura le fémur à trois doigts au-dessus du genou, avec une perte considérable de substance de l'os et plusieurs esquilles. Il y avait déjà sept mois que le duc avait été blessé, et il était réduit à la dernière extrémité par suite de sa blessure, lorsqu'*Ambroise Paré* fut envoyé à son secours. Ce grand chirurgien, outre les autres moyens qu'il jugea convenables dans cette circonstance, fit faire au malade des frictions aux environs de la plaie avec des couvre-chefs. « En toute manère, dit-il, de haut en bas et de « bas en haut, à dextre, à senestre, et en rond et fort longue- « ment ; et au matin, les frictions universelles de tout le corps, « qui était grandement exténué et maigri par les douleurs et autres « accidens, et aussi par faute d'exercice. » Il attribua aux frictions ainsi pratiquées une grande influence sur l'heureuse issue qu'eut la maladie.

On lit, dans le Dictionnaire de chirurgie, qu'une sciatique, qui durait depuis long-temps, avait résisté à l'emploi de plusieurs remèdes et réduit le malade à ne pouvoir plus se soutenir qu'avec des béquilles, céda de la manière la plus marquée à des frictions douces long-temps continuées et fréquemment répétées ; de sorte qu'en peu de jours le malade put marcher sans avoir besoin d'aucun soutien. *Bell* regarde les frictions comme très-utiles dans le traitement des tumeurs blanches. Ne pourrait-on pas aussi en retirer un grand avantage dans les engorgemens chroniques des viscères de l'abdomen qui ne sont accompagnés d'aucune disposition inflammatoire ? Leur usage, joint à celui des applications émollientes et onctueuses, est peut-être le moyen de guérison le plus efficace de tous dans les contractures. *Petit* conseille les frictions avec des linges chauds, pour suppléer au mouvement de l'articulation dans le traitement de l'ankylose, résoudre la synovie, et dissiper le gonflement de la jointure. Elles sont aussi utiles dans le traitement des fractures, lorsque les membres sont affaiblis par l'immobilité, la gêne, la compression exercée par les bandages. Elles contribuent, dans ce cas, à rendre à la peau son élasticité, et à favoriser la nutrition du membre. *Celse* employait surtout les frictions comme dérivatives ; il les faisait alors pratiquer sur une partie éloignée de celle qu'il voulait dégorger ; sur les membres inférieurs, par exemple, lorsqu'il voulait dégager les parties supérieures ou moyennes. Il recommande de faire de légères frictions dans les maladies aiguës et commençantes, pendant les rémissions et avant que le malade prenne des alimens. Il défend les frictions de longue durée dans ces mêmes maladies, surtout lorsqu'elles vont en croissant : il les conseille encore dans les douleurs persévérantes de la tête, après le moment de leur plus haut degré d'intensité.

On a conseillé l'emploi des frictions dans les cas de léthargie ; il faut alors les pratiquer sur l'occipital, le cou, et les faire d'autant plus fortes, que l'assoupissement est plus profond. On trouve, dans les Éphémérides des curieux de la nature, une observation de léthargie guérie par les frictions. Un médecin, soupçonnant qu'un homme qui était sans pouls et sans respiration n'était pas mort, fit frotter la plante des pieds de cet homme pendant trois quarts d'heure, avec une toile de crin pénétrée d'une saumure très-forte, et réussit par ce moyen à le rappeler à la vie.

Dans certaines maladies continues et chroniques, les malades ont presque toujours les extrémités froides. Dans ce cas, les frictions faites avec des linges chauds et suivies d'onctions rappellent la chaleur vers les parties qui en manquaient. On ne doit pas en négliger l'emploi dans les diarrhées chroniques ; elles produisent une dérivation salutaire qui contribue beaucoup à la guérison de la maladie.

La chaleur que produisent les frictions est, dans certains cas, si forte, qu'on l'a vue exciter une fièvre brûlante chez les hydropiques, qu'elles guérissent quelquefois. *Rivière* rapporte dans ses

Centuries qu'une hydropisie ascite fut radicalement guérie par des frictions que l'on faisait au malade pendant qu'il était exposé à l'action du soleil.

Les frictions pratiquées avant l'application des ventouses, des vésicatoires, et généralement de tous les remèdes qu'on applique sur la peau, favorisent singulièrement l'action de ces topiques. On a obtenu d'heureux effets des frictions dans les affections rhumatismales et arthritiques, tant pour la guérison de ces affections que pour prévenir leur retour ; les frictions doivent, dans ce cas, être douces et prolongées. Si elles ne sont pas toujours suivies de succès dans les douleurs rhumatismales, cela vient de ce que les malades ont rarement la patience d'employer à les pratiquer le temps nécessaire ; ce qu'ils ne balanceraient pas à faire, s'ils connaissaient les avantages qui en résulteraient pour leur guérison. *Louis* a vu des rhumatismes et d'autres douleurs fixes contre lesquelles les remèdes avaient été sans effet, céder à l'emploi continué des frictions de longue durée. On est parvenu à fixer une goutte errante dans les membres inférieurs, en les frictionnant plusieurs fois par jour avec un morceau de flanelle.

C'est principalement dans les paralysies, lorsqu'il s'agit de réveiller la sensibilité d'une partie, qu'on a retiré un grand avantage des frictions. *Hoffmann* les met, dans ce cas, au-dessus de tous les remèdes nervins, et conseille de les pratiquer fortement et longtemps. La flagellation et l'urtication ont été aussi employées avec succès dans les paralysies ; elles produisent aussi des irritations sympathiques, et des hommes usés par la débauche savent les mettre à profit, pour réveiller chez eux le sentiment éteint et prolonger le temps de leur libertinage. Les frictions électriques et galvaniques, agissant spécialement sur le système nerveux, peuvent être d'un grand secours dans les paralysies : on les a aussi employées avec succès dans les cas d'aménorrhée, pour rappeler le cours des menstrues.

Je terminerai ici, quoique mon sujet exigeât peut-être plus de développement que le temps et mon peu d'expérience ne m'ont pas permis de lui donner. Quoique j'aie souvent parlé des avantages qu'on pouvait retirer des frictions, je suis loin de les regarder comme un moyen qui exclut les autres secours de la thérapeutique. Je pense qu'elles ne sont jamais qu'un moyen auxiliaire ; mais qui a beaucoup d'influence sur la cure des maladies , et principalement sur la santé , à la conservation de laquelle elles contribuent puissamment.

HIPPOCRATIS APHORISMI.

I.

Duobus doloribus simul obortis, non in eodem loco , vehementior obscurat alterum. *Sect.* 2 , *aph.* 46.

II.

Frigidum inimicum ossibus , dentibus, nervis , cerebro , spinali medullæ : calidum verò , utile. *Sect.* 5 , *aph.* 18.

III.

Quæ perfrigerata sunt excalefacere oportet , præterquàm quæ sanguinem profundunt , aut sunt profusura. *Ibid.*, *aph.* 19.

IV.

Si à leucophlegmatiâ detento vehemens diarrhæa superveniat , morbum solvit. *Sect.* 7 , *aph.* 29.

V.

Erysipelas forìs quidem intrò vertit, non bonum ; intùs verò foràs , bonum. *Sect.* 6. *aph.* 25.

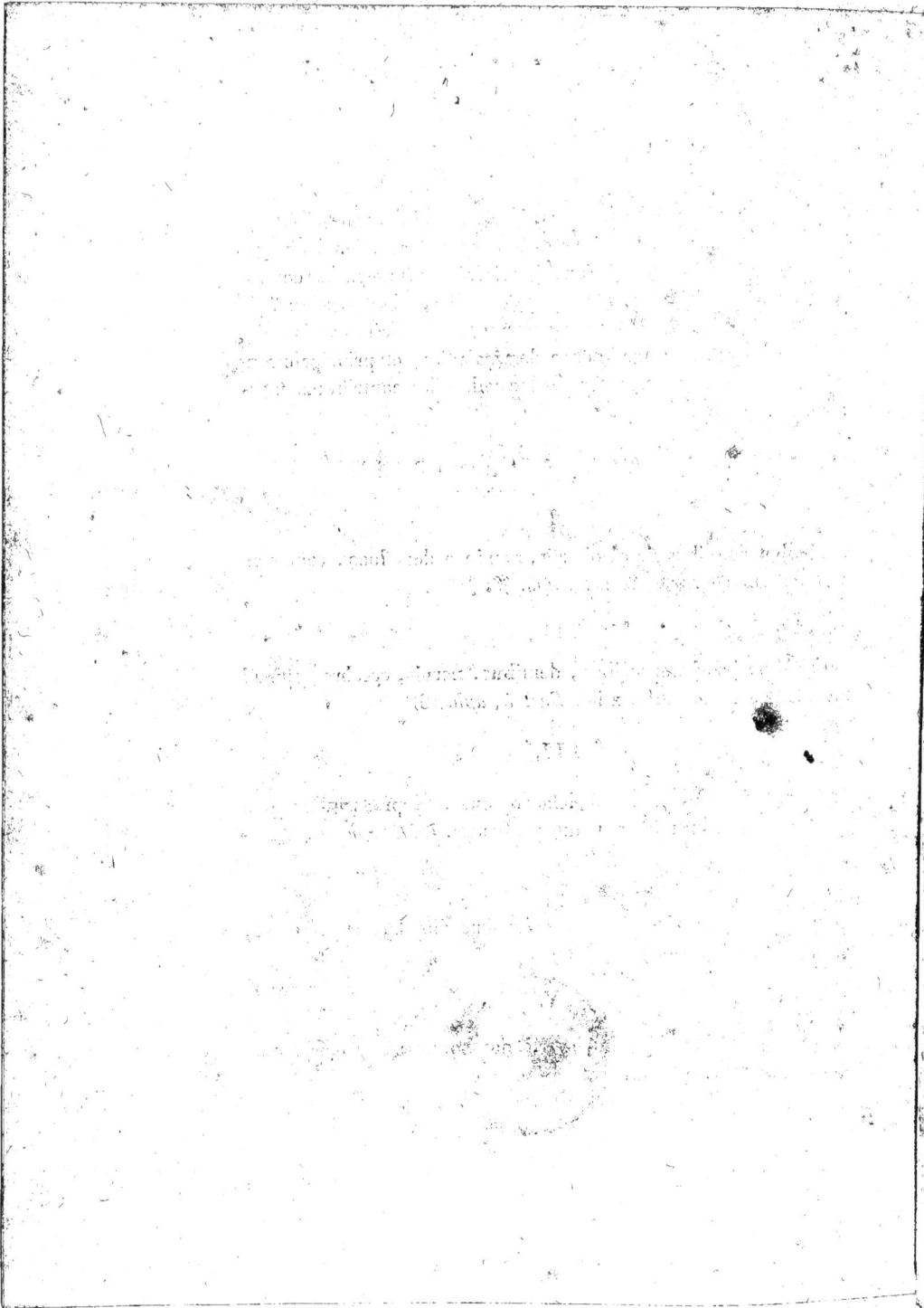

www.ingramcontent.com/pod-product-compliance
Lightning Source LLC
Chambersburg PA
CBHW070149200326
41520CB00018B/5347